Wiem Barbaria

Intoxicação por drogas em crianças

Wiem Barbaria

Intoxicação por drogas em crianças

Um flagelo silencioso

ScienciaScripts

Imprint

Any brand names and product names mentioned in this book are subject to trademark, brand or patent protection and are trademarks or registered trademarks of their respective holders. The use of brand names, product names, common names, trade names, product descriptions etc. even without a particular marking in this work is in no way to be construed to mean that such names may be regarded as unrestricted in respect of trademark and brand protection legislation and could thus be used by anyone.

Cover image: www.ingimage.com

This book is a translation from the original published under ISBN 978-620-6-71118-6.

Publisher:
Sciencia Scripts
is a trademark of
Dodo Books Indian Ocean Ltd. and OmniScriptum S.R.L publishing group

120 High Road, East Finchley, London, N2 9ED, United Kingdom
Str. Armeneasca 28/1, office 1, Chisinau MD-2012, Republic of Moldova, Europe
Printed at: see last page
ISBN: 978-620-7-90458-7

Intoxicação por drogas em crianças: Características epidemiológicas, clínicas e de desenvolvimento

I-   Estudo clínico

A intoxicação por drogas em crianças é um problema de saúde pública a nível nacional e internacional. (1). Vários estudos tunisinos realizados nos serviços de urgência, nas unidades de cuidados intensivos pediátricos e nas enfermarias gerais de pediatria mostraram que este tipo de intoxicação continua a ser frequente atualmente e que a sua evolução pode ser marcada por complicações por vezes fatais. A mortalidade está relacionada com a idade, o tipo de droga, a natureza da intoxicação (intoxicação por uma ou várias drogas) e a dose ingerida.

 Embora a prevenção seja o melhor tratamento para o envenenamento por drogas, as estratégias de prevenção no nosso país não parecem atualmente ser suficientes para reduzir a frequência deste tipo de envenenamento.

Neste estudo, propomos especificar as características epidemiológicas, clínicas e evolutivas das intoxicações medicamentosas em crianças num serviço geral de pediatria na província de Bizerte.

Métodos:

Realizámos um estudo descritivo retrospetivo dos registos de crianças hospitalizadas por intoxicação medicamentosa no departamento de pediatria do hospital Habib Bougatfa em Bizerte durante um período de 3 anos (de 1 de janeiro de 2019 a 31 de dezembro de 2021). Gostaríamos de salientar que qualquer criança que nos consulte por intoxicação por drogas é sistematicamente hospitalizada no nosso departamento, independentemente da natureza da droga, da dose supostamente ingerida e da sintomatologia da criança.

Resultados:

Registámos 57 crianças durante o período de estudo. A incidência global foi de 1,5%. A maior taxa de incidência foi observada em 2020 (1,23%) (Figura 1).

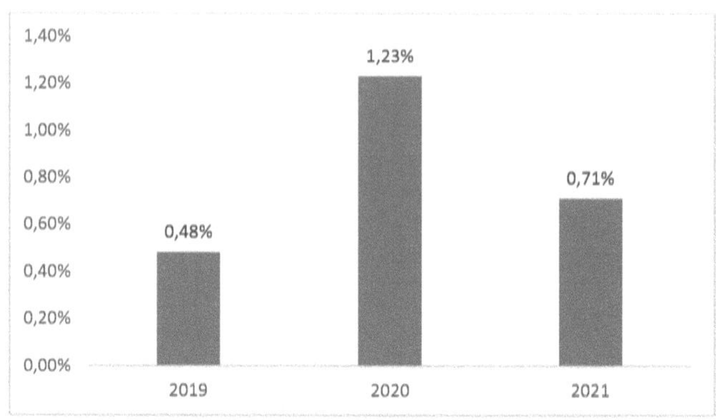

Figura 1: Taxas de incidência por ano

O rácio entre os sexos (M/F) foi de 0,96. A idade média das crianças hospitalizadas foi de 4 anos, variando de 7 dias a 14 anos. A maioria das crianças eram bebés com menos de 3 anos (69%). As crianças mais velhas e os recémnascidos representaram 28% e 2%, respetivamente. Em 44% dos casos, a criança hospitalizada era a mais nova da família. A intoxicação foi acidental em 80% dos casos. Em 31,6% dos casos, o medicamento foi administrado à criança por engano. A intoxicação ocorreu de manhã, antes do meio-dia, em 62,5% dos casos. O mês mais frequente de intoxicação foi junho (15,8%) e a estação do ano mais frequente foi a primavera (34%) (Tabela 1).

Quadro 1: Repartição das intoxicações por mês

Mês	janeiro	fevereiro	março	abril	maio	junho	julho	agosto	setembro	outubro	novembro	dezembro
N	2	5	8	4	7	9	5	4	1	2	6	4
%	3,6	8,7	14	7	12,3	15,8	8,7	7	1,8	3,6	10,5	7

O medicamento foi incluído na dieta da criança em 31,6% dos casos. Em 45,5% das crianças foi encontrada uma patologia crónica parental. As patologias neurológicas foram as mais frequentes (Tabela 2).

Quadro II: Patologia parental das crianças vítimas de envenenamento

	Patologia materna	Patologia paterna	Total
Patologia neurológica	N=4 7%	N=5 8,8%	N=9 15,8%
Distiroidismo	N=3 5,2%	N=0	N=3 5,2%
Diabetes	N=2 3,5%	N=2 3,5%	N=4 7%
Hipertensão	N=2 3,5%	N=2 3,5%	N=4 7%
Asma	0	N=2 3,5%	N=2 3,5%
Outros	N=3 5,2%	N=1 1,8%	N=4 7%

O tempo médio entre o envenenamento e a consulta foi de 10 horas. O vómito induzido e a ingestão de leite afectaram 15% das crianças. Os medicamentos mais frequentemente implicados foram os neurolépticos (19%), os beta2-miméticos (6%) e o paracetamol (5%) (Figura 2).

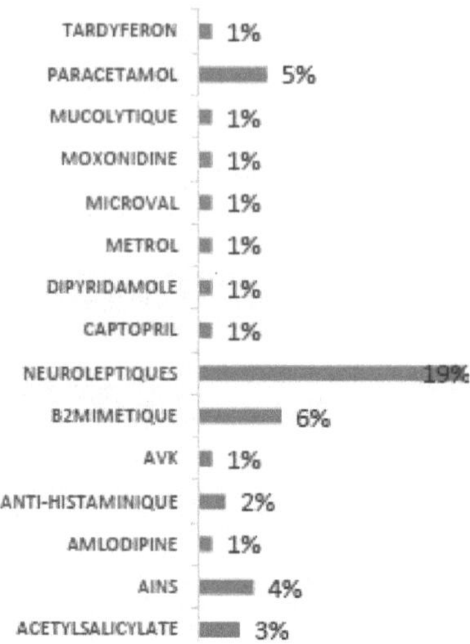

Figura 2: Fármacos implicados em intoxicações pediátricas

A intoxicação por poli-fármacos ocorreu em 11% dos casos. A maioria das crianças estava assintomática aquando da admissão. A insuficiência hepática foi registada em 7% das crianças. A insuficiência cardíaca e renal foi registada em 1,7% dos casos. A lavagem gástrica foi efectuada em 12,3% das crianças. Foi administrado um antídoto específico em 5,2% das crianças. O tempo médio de hospitalização foi de 2 dias, variando entre 1 e 17 dias. A evolução foi favorável em 87,5% das crianças. A transferência para os cuidados intensivos foi indicada em 3,5% das crianças e a morte foi registada em 28% dos casos. Em 10,5% dos casos, os pais deram alta ao seu filho do nosso serviço contra indicação médica.

Discussão:

A intoxicação acidental ou deliberada por medicamentos em doentes pediátricos é um verdadeiro flagelo em muitos países do mundo e uma causa frequente de internamento em serviços de urgência e unidades de cuidados intensivos. (2).

No nosso estudo, a incidência global de intoxicação por drogas foi de 1,5%, mas não temos ideia desta incidência à escala nacional, uma vez que não existe um registo de todos os casos de intoxicação por drogas em crianças.

A maior incidência foi observada no ano de 2020, durante o período de confinamento devido à pandemia de covid-19. Esta constatação foi também registada no estudo de Raffee comparando a incidência de intoxicação por medicamentos entre os anos de 2019 e 2020. A explicação apresentada para esta observação foi que as famílias armazenaram medicamentos em antecipação à escassez, em paralelo com uma política de permanência em casa; as crianças passaram mais tempo em casa, aumentando assim a sua exposição acidental a estes medicamentos (3).

A idade média das crianças hospitalizadas foi de 4 anos, variando entre 7 dias e 14 anos. Num estudo francês, a distribuição das intoxicações medicamentosas foi descrita de acordo com dois picos de frequência: 3 e 14 anos de idade (4).

Na maioria dos casos, a intoxicação por drogas foi acidental (80%) no nosso estudo, ao passo que no estudo de Molimard et al. a intoxicação não foi intencional em apenas 37% dos casos. (5) .

No nosso trabalho, a estação do ano com maior taxa de intoxicação por drogas foi a primavera, enquanto que, segundo Sinno-Tellier et al. (6)

Os medicamentos incriminados nas intoxicações por drogas variaram de um estudo para outro, mas a recorrência de medicamentos que actuam: no sistema nervoso: psicotrópicos (37%)(5)no sistema cardiovascular (20%)(6) e analgésicos/anti-inflamatórios (41%)(5).

Num estudo marroquino, as características clínicas foram dominadas por sinais neurológicos: perturbação da consciência, perturbação do comportamento e convulsão. Na maioria dos casos, o tratamento foi sintomático. As medidas de desintoxicação foram registadas em 10% dos casos.(7).

Apenas 0,5% a 2% das intoxicações medicamentosas requerem tratamento numa unidade de cuidados intensivos pediátricos. A mortalidade é baixa e aumenta com a idade, de acordo com um estudo francês (4).

A intoxicação pediátrica por medicamentos é comum, mas pode ser evitada. Por conseguinte, é necessário realizar campanhas de sensibilização dos pais através dos meios de comunicação social e das redes sociais.

A investigação toxicológica deve ser sistemática, a fim de documentar o tipo de envenenamento e, se possível, iniciar um tratamento específico. Propomos, portanto, a criação de um centro de venenos na região para facilitar a utilização da investigação toxicológica.

Conclusão:

A intoxicação por medicamentos em crianças é um verdadeiro problema de saúde pública. A curiosidade natural das crianças pequenas, associada ao facto de os medicamentos estarem por vezes muito facilmente acessíveis, cria um risco importante de acidentes domésticos. Perante esta situação, a vigilância e a prevenção são essenciais. Os pais e os adultos responsáveis devem adotar medidas de segurança rigorosas para limitar o acesso aos medicamentos.

Referências:

1. Sahin S, Bora Carman K, Dinleyici EC. Envenenamento agudo em crianças; dados de uma unidade de emergência pediátrica. Iran J Pediatr. Dez 2011;21(4):479-84.

2 Attazagharti N, Soulaymani A, Ouami L, Mokhtari A, Soulaymani BR. Intoxicações medicamentosas e factores de risco que influenciam os resultados dos doentes. Antropo. 2009;(19):33-9.

3. Raffee L, Daradkeh HM, Alawneh K, Al-Fwadleh AI, Darweesh M, Hammad NH, et al. Impacto do confinamento COVID-19 na incidência e padrões de exposições tóxicas e envenenamento na Jordânia: um estudo descritivo retrospetivo. BMJ Open. 9 de dezembro de 2021;11(12):e053028.

4 Brissaud O, Chevret L, Claudet I. Intoxicações graves por drogas e/ou substâncias ilícitas admitidas nos cuidados intensivos: especificidades pediátricas. Réanimation. outubro de 2006;15(5):405-11.

5. Molimard J, Blanc I, Létinier L, Titier K, Bouchet S, Pillet P, et al. Epidemiologia das intoxicações por drogas ou substâncias psicoativas em pediatria: um estudo retrospetivo de 2013 a 2018 no Hospital Universitário de Bordeaux. Toxicol Anal Clin. 1 de março de 2021;33(1):7.

6. Sinno-Tellier S, Evrard M, Nardon A, Boels D, Langrand J, Azzouz R, et al. Intoxicações pediátricas acidentais registadas por centros de veneno de 2014 a 2020. Toxicol Anal Clin. 1 de outubro de 2023;35(3, Suplemento):S82-3.

7. Znaiber M, Soufi L, Salimi S, Dehbi F. P-173 - Intoxicações por drogas em crianças: cerca de 76 casos. Arch Pediatr. 2015;5 Suplemento 1(22):276.

Intoxicação por colchicina: uma situação especial nas crianças

Introdução:

A colchicina é um alcaloide tricíclico altamente tóxico extraído da colchicumprincipalmente a colchicum de outono.

A colchicina, com o seu efeito anti-inflamatório, foi inicialmente utilizada para prevenir ou tratar ataques de gota. Atualmente, está também aprovada para o tratamento da febre mediterrânica e da doença de Behçet. A colchicina é igualmente eficaz no tratamento de certas formas de pericardite. (1) (2) (3)

A colchicina é descrita na literatura há séculos e é considerada um dos medicamentos mais antigos da farmacopeia. É conhecida tanto como veneno como medicamento, o que pode ser explicado pelo seu mecanismo de ação. A colchicina bloqueia a divisão celular ao inibir a polimerização dos microtúbulos, bloqueando assim as células em metafase, o que está na origem da sua toxicidade. (3) (4)

Os sinais digestivos (náuseas, diarreia, vómitos) são os primeiros a aparecer em caso de sobredosagem. Seguem-se lesões multiviscerais potencialmente fatais, devido à inexistência de um antídoto específico.(3) (5)

Foram notificados muito poucos casos de intoxicação por colchicina na literatura. Os tipos de intoxicação registados são sobretudo voluntários e suicidas em adultos e adolescentes. Foram também notificados alguns casos de envenenamento acidental devido a erros de dosagem.

Relatamos um caso de intoxicação voluntária grave por colchicina numa rapariga de 13 anos com um desfecho favorável.

Os objectivos do nosso trabalho são:

1- Analisar o perfil clínico, terapêutico e evolutivo de um caso pediátrico de intoxicação grave por colchicina.

2- Revisão da literatura sobre os aspectos diagnósticos, terapêuticos e evolutivos da intoxicação por colchicina.

Observação

Criança H.K, 13 anos, admitida na urgência com traumatismo abdominal.

- **História** familiar:

    - Mãe tratada para a doença de Behçet com colchicina.

- **História pessoal**:

    - Sem antecedentes patológicos particulares.

    - Matriculado no sétimo ano do ensino básico com um desempenho médio.

    - Não existem perturbações psiquiátricas conhecidas.

- **História da doença:**

    No dia do seu internamento, na sequência de uma tontura, a doente caiu das escadas de casa e sofreu uma ferida abdominal. Apresentou-se 5 horas mais tarde com vómitos e dores abdominais, predominantemente epigástricas, num quadro febril. Uma TAC abdomino-pélvica pedida por um médico assistente revelou um derrame no Douglas. A doente foi encaminhada para as urgências do Hospital Universitário Habib Bougatfa de Bizerte para tratamento.

- **Exame inicial de urgência:** O estado geral deteriorou-se com uma febre de 38,2°. O exame abdominal revelou sensibilidade no hipocôndrio direito e no epigástrio. A doente estava consciente e colaborante, com um score de Glasgow de 15/15. Hemodinamicamente, apresentava uma pressão hipoarterial de 80/60 mmHg, taquicardia a 124 bpm, extremidades frias e mosqueados. O seu estado respiratório era estável.

- **<u>Acções imediatas a tomar</u>:**

5-1- Hospitalização numa unidade de cuidados intensivos cirúrgicos

5-2- Correção dos distúrbios hemodinâmicos por enchimento vascular de 20ml/kg com soro fisiológico.

5-3- Suporte hemodinâmico com Noradrenalina 0,1mg/kg/min e Dobutamina 10 µg/kg/min com uma seringa eléctrica através de um cateter venoso central.

5-4- Investigação biológica inicial:

- [33]Hemoglobina normal a 12g/dL, glóbulos brancos a 10.300 el/mm e trombocitopenia a 117.000 el/mm.

- Insuficiência renal com ureia a 0,87 µmol/l, creatinina a 229 µmol/l, hiponatremia a 125 mmol/l e calemia normal.

- Citólise hepática com ALT 2 vezes superior ao normal e ASAT 13 vezes superior ao normal associada a insuficiência hepatocelular (TP=51%). A fosfatase alcalina estava elevada a 2 vezes o normal (1815 UI/L).

- Gases sanguíneos: alcalose respiratória com pH de 7,49; PCO2=27,2 mmHg; HCO3-= 20,3 mmHg.

- Lipasemia: normal a 54 UI/L

- Dosagem de troponinas hipersensíveis: elevada para 6721 pg/L.

- Os níveis de creatina fosfatase cinase e lactato desidrogenase elevaram-se para 20580 e 4242 UI/mL, respetivamente.

- Síndrome inflamatória com PCR elevada a 337,12 mg/L

- Série de hemoculturas

- Exame citobacteriológico de urina: exame direto: 1000 el/ml

- PCR COVID: negativo

- Serologia da COVID: em curso

5-5- Avaliação radiológica:

- Radiografia do tórax: sem anomalias.

- Eletrocardiograma: Normal

- TAC abdominal e pélvica após 12 horas do traumatismo: sem anomalias, sem derrame, sem lesões profundas.

6- **Em suma:**

Doente de 13 anos, sem antecedentes patológicos de relevo, vítima de uma queda das escadas de casa com traumatismo abdominal na sequência de tonturas.

O exame inicial revelou dor abdominal, alteração do estado geral com febre e hemodinâmica fraca.

Os exames biológicos revelaram níveis normais de hemoglobina, trombocitopenia, citólise hepática com insuficiência hepatocelular, insuficiência renal, elevação de enzimas musculares e troponinas e uma síndrome inflamatória biológica.

A TC abdominal e pélvica mostrou inicialmente uma pequena quantidade de efusão no Douglas, que foi controlada 12 horas após o trauma e voltou ao normal.

Perante este quadro clínico e biológico, foi excluída a hipótese de hemorragia interna e suspeitou-se dos seguintes diagnósticos:

1- Sepsis com choque sético e falência multi-visceral.

2- Uma síndrome inflamatória multissistémica pós COVID.

3- Um surto de febre mediterrânica familiar.

7- **<u>Tratamento inicial:</u>**

- O doente foi colocado em antibioterapia sistémica probabilística: Cefotaxima: 200mg/kg/D e Gentamicina 5mg/kg/D.

- Tratamento com imunoglobulina intravenosa 1g/kg.

- Metilprednisolona em bolus 10 mg/kg/d durante 3 dias, depois 2 mg/kg/d.

- Aspegic 5mg/kg (dose anti-agregação plaquetária).

[2] - Restrição da ingestão de água a 800 ml/m de superfície corporal (devido a hiponatremia e suspeita de secreção inadequada da hormona antidiurética).

- Vitamina K 10 mg/d durante 3 dias.

8 - <u>Evolução imediata: (de D0 a D7)</u>

8-1-Aspectos gerais:

- Deterioração persistente do estado geral e febre durante 5 dias.

8-2- Infeção:

- Hemoculturas negativas após 72 horas.

- A PCR foi verificada a 121 e depois a 71mg/L em D5 e D6, respetivamente.

- Serologia da COVID: IgM e IgG negativos.

- Cultura ECBU negativa.

→ O tratamento com antibióticos foi interrompido após 3 dias.

8-3- Hemodinâmica:

- Estabilização do estado hemodinâmico com fármacos vasoactivos.

- Ecocardiograma ao 4° dia: normal: boa função miocárdica global, sem derrame pericárdico.

→ A noradrenalina foi suspensa no sexto dia de hospitalização.

8-4- Visceral:

- Insuficiência renal persistente.

- Melhoria da troponina, das enzimas musculares e das enzimas hepáticas (quadro 1).

8-5- Hematologia:

- Trombocitopenia persistente com agravamento progressivo (tabela 1).

8-6- Electroliticamente:

- Normalização da natremia em D5.

→[2] Ajuste da ingestão de electrólitos para 1,5 L/m /D por infusão intravenosa.

8-7- Neurológico: Após 5 dias de internamento, o doente ficou agitado com alucinações visuais e auditivas. A pontuação de Glasgow era de 10/15.

8-8- Pele: Apareceram queilite e lesões vesiculares periorais no 5º dia (Figura 1).

Foi evocado o diagnóstico de encefalite herpética. [3]Não foi possível efetuar a punção lombar devido a uma trombocitopenia grave (15.000/mm). O exame cerebral não apresentava anomalias. Não foi realizado um eletroencefalograma.

➜ O doente recebeu uma transfusão de duas unidades de plaquetas e foi submetido a um tratamento anti-viral: Aciclovir por via intravenosa.

9-Desenvolvimentos posteriores: (a partir de D7)

9-1- De um modo geral:

 - Apirexia duradoura e melhoria parcial do estado geral.

9-2- Neurologicamente:

- Persistência de alucinações visuais e de um estado de consciência flutuante após 2 dias de tratamento anti-viral.

9-3- **Doenças** hepáticas:

- redução da citólise e normalização do TP (Tabela 1).

9-4- A nível renal:

- Normalização da função renal.

- Hipocaliémia confirmada a 2,82 mmol/L

➜ Correção intravenosa da hipocaliemia.

Dada a evolução clínico-biológica, a ausência de argumentos a favor de infeção bacteriana e a evolução do quadro neurológico sob tratamento anti-viral, sugerimos o diagnóstico de intoxicação medicamentosa, nomeadamente por colchicina.

Quando pedimos para verificar os comprimidos de colchicina da mãe (tratada para a doença de Behçet), foi-nos dito que quatro comprimidos contendo 40 comprimidos de colchicina foram encontrados vazios em casa.

A dosagem de colchicina no sangue do doente foi muito elevada, 9 mg/ml. A dose supostamente ingerida pelo doente foi de 1 mg/kg/dia.

→ O diagnóstico de intoxicação aguda grave por colchicina foi mantido e confirmado pelo nível de colchicinemia, pela evolução clínico-biológica e pelo aparecimento de alopécia frontal progressiva ao D10 (figura 2).

O aciclovir foi interrompido ao 7° dia. O estado neurológico melhorou progressivamente ao longo de 13 dias. A calemia foi corrigida no 12° dia.

Durante a entrevista de pedopsiquiatria, a doente declarou que tinha ingerido 40 comprimidos de colchicina com intenção suicida. Recebeu alta no 17° dia com acompanhamento psiquiátrico adicional.

Figura 1: Lábios eritematosos com lesões vesiculares (queilite)

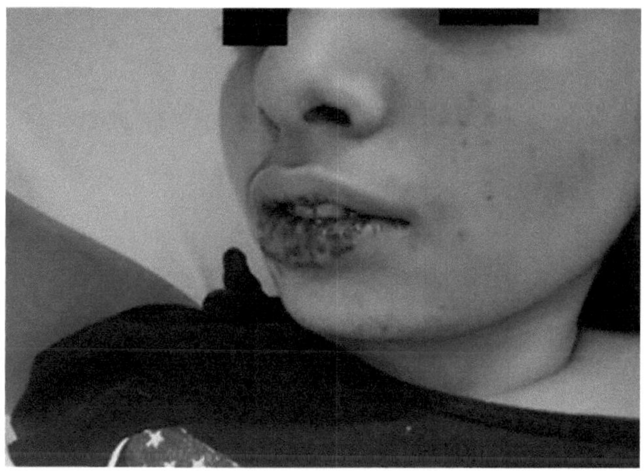

Figura 2: Alopécia frontal

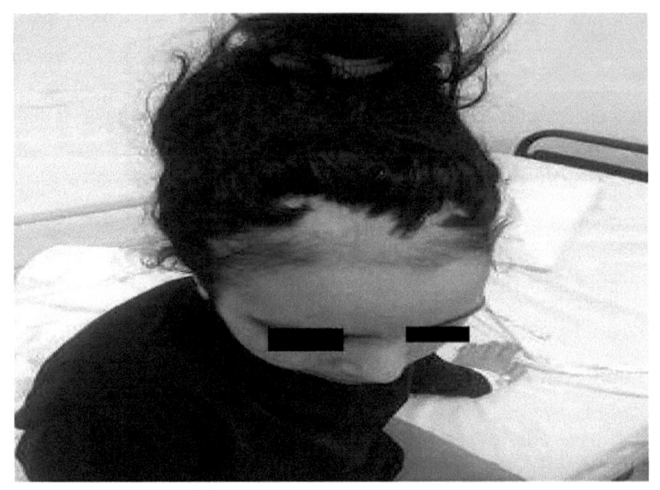

Tabela 1: Cinética dos parâmetros biológicos.

Avaliação hospitalar	J1	J4	J5	J6	J8	J10	J12
GB (/µL)	10300	2900	6700	17200	32750	-	19300
HB (g/dl)	12,5	11,5	10,7	10,4	8,9	-	8,2
VGM (µm3)	87	87	87	86	90	-	96
MCHT (pg)	30,1	30,3	31,3	30,1	28,3	-	32,1
Plq (/µL)	117000	14000	77000	96000	282000	-	311000
PCR (mg/L)	337,12	-	121,69	73,58	22,45	-	6,39
Ureia(g/L)/ créat(µmol/L)	0,87/ 229	0,77/ 59	0,95/ 55	0,7/ 38	0,7/ 82	-	0,21/ 51
Na+/K+ (mmol/L)	125,2/ 4,25	129,3/ 4,82	137,9/ 4,8	143,1/ 4,16	141,9/ 2,82	144,4/ 2,68	140,6/ 3,78
ASAT (U/L)	544	495	215	122	78	-	42
ALT (U/L)	84	209	182	150	108	-	53
G-GT	-	130	202	262	207	-	-
PAL	1815	208	181	183	-	-	-
TP	51,8	100	-	85	57,3	-	82,3
Fibrinemia (g/L)	3,34	-	-		1,9	-	-
CPK (U/L)	20580	-	2535	-	-	-	390
LDH (U/L)	4242	-	1101	-	-	-	561
Troponinas (pg/ml)	6721,6	1255,8	-	-	-	-	-
Níveis de albumina	-	-	-	-	28,9	-	23,9
Calcemia (calcemia corrigida)	-	1,62	-	1,85	1,82 (2.09)	-	1,76 (2.16)
Amilasemia	-	-	122	122	-	-	-
Gasometria arterial:	-	-	pH=7,49 PCO2=27,2 PaO2=80,0 HCO3-=20,3 SaO2=96,9	pH=7,48 PCO2=25,7 PaO2=133 HCO3-=21,5 SaO2=99,3 %	pH=7,51 PCO2=24,9 PaO2=77 HCO3-=19,8 SaO2=96,8	pH=7,45 PCO2=26,7 PaO2=81 HCO3-=20 SaO2=96,6	pH=7,51 PCO2=24,9 PaO2=77 HCO3-=19,8 SaO2=96,8

DISCUSSÃO

Relatamos a observação de uma intoxicação voluntária com colchicina para fins suicidas numa adolescente de 13 anos. O quadro clínico e biológico inicial era pouco específico e a intoxicação não foi anunciada no início do tratamento, o que levou a um erro de diagnóstico. O tratamento adequado das várias falhas orgânicas, mesmo na ausência de um diagnóstico etiológico preciso, resultou num desfecho favorável. Não existe antídoto para a colchicina. O tratamento foi apenas sintomático.

1- Destaques do estudo:

Trata-se de um caso grave de intoxicação por colchicina, raramente relatado na literatura. Tanto quanto sabemos, este é o primeiro caso registado na Tunísia.

O nosso tratamento resultou num desfecho favorável, apesar de os pais não terem comunicado o envenenamento.

2- Pontos fracos do estudo:

Relatámos uma única observação de uma forma monocêntrica.

1. Características do medicamento:

1.1 Farmacocinética:

Durante anos, a farmacocinética da colchicina e o seu destino metabólico permaneceram desconhecidos. Recentemente, no entanto, conseguimos definir estes parâmetros através da determinação das concentrações plasmáticas de colchicina utilizando técnicas radioimunológicas. Duas proteínas desempenham um papel importante na farmacocinética da colchicina: a tubulina, o recetor intracelular específico da colchicina que determina a sua semi-vida de eliminação no sangue, e a glicoproteína-P, a bomba de desintoxicação celular que regula a sua distribuição nos tecidos e a sua eliminação biliar e renal. (1)

1.1.1. Absorção e biodisponibilidade

Quando administrada por via oral, a colchicina é altamente lipofílica e é rapidamente absorvida pelo trato gastrointestinal. No entanto, a fração da dose absorvida pode variar muito de um indivíduo para outro. Vários estudos demonstraram que os níveis plasmáticos máximos surgem entre 30 e 90 minutos após a ingestão de uma dose única de 1 mg de colchicina. (6) (7)

O estudo efectuado por Rochdi et al mostrou uma grande variabilidade na biodisponibilidade, que vai de 24 a 88%, com uma média de 45%. (8)

1.1.2. Distribuição:

Uma vez absorvida, a colchicina distribui-se rapidamente por todos os tecidos. Em doses terapêuticas, o volume de distribuição situa-se entre 7 e 10 L/kg, muito superior ao volume do espaço extracelular. Em caso de sobredosagem, pode atingir 21 L/kg. Este volume de distribuição é uma das razões pelas quais a hemodiálise é ineficaz em casos de intoxicação. A semi-vida de distribuição da colchicina situa-se entre 1 e 2,7 horas.(1) Cerca de 50% da colchicina circulante está ligada de forma não saturável às proteínas plasmáticas. A ligação às proteínas faz-se principalmente à albumina humana (40%). (1)

Um estudo efectuado por Amoura et al em 1993 (9) demonstrou a capacidade da colchicina para atravessar a barreira placentária, particularmente durante o tratamento crónico. Verificou-se também que a colchicina passa para o leite. A colchicina é ainda capaz de atravessar a barreira hemato-encefálica, o que leva à acumulação do produto no cérebro, que é muito rico em tubulina. O principal risco terapêutico em termos de distribuição reside sobretudo no risco potencial de saturação da P-gp. Este risco pode surgir, nomeadamente, aquando da co-prescrição.

1.1.3. Metabolismo e eliminação:

A colchicina é metabolizada no parênquima hepático pela via do citocromo P-450 e, mais especificamente, pela isoforma CYP-3A4. Esta isoforma está localizada principalmente no intestino e no fígado e é essencial para a biotransformação da colchicina, que sofre desmetilação oxidativa.

Vários inibidores ou competidores podem modular a atividade da P-gp, resultando na acumulação intracelular do fármaco e num aumento concomitante da sua atividade farmacológica ou tóxica.

Os rins também desempenham um papel na eliminação da colchicina. A eliminação renal representa 5 a 20% da depuração corporal total (dependendo da espécie animal). A depuração renal da colchicina em indivíduos saudáveis é da ordem dos 4 L/h e representa apenas 10% da depuração total.(10)

A farmacocinética complexa da colchicina pode explicar um certo número de problemas encontrados pelos pacientes em tratamento: (11)

¬ Variabilidade individual na eficiência do metabolismo da colchicina, (12)

¬ Eliminação reduzida em doentes com insuficiência hepática e/ou renal,

¬ Interacções medicamentosas (macrólidos, pristinamicina, estatinas, etc.) que modulam a atividade do CYP-3A4 ou da P-gp.

2.a.4. Meia-vida:

A semi-vida de eliminação da colchicina, após a ingestão de uma dose oral, varia entre 14 e 30 horas em indivíduos saudáveis. (7) (8)

2.b. farmacodinâmica e mecanismo de ação:

2.b.1.efeito anti-mitótico:

A colchicina liga-se de forma ubíqua às tubulinas livres, as proteínas que constituem os microtúbulos. Estes microtúbulos são actores-chave na divisão celular. Durante a mitose, surgem em torno dos centríolos, formando o fuso mitótico.

A ação anti-mitótica da colchicina consiste na sua ligação à tubulina, que inibe a polimerização dos principais constituintes dos microtúbulos, impedindo assim o seu alongamento e interrompendo a proliferação celular através do bloqueio da célula na fase metafásica.(13)

2.b.2 Efeito anti-inflamatório:

Ao inibir a polimerização através da congestão do local da tubulina, a colchicina perturba outras funções celulares que envolvem microtúbulos, como o transporte de certas células (incluindo granulócitos e monócitos), a manutenção da forma celular, a fagocitose, a migração vesicular intracelular, a libertação de grânulos de histamina pelos mastócitos e a secreção de citocinas e quimiocinas. (1)

A colchicina é um agente anti-inflamatório de pleno direito. Retarda o influxo de leucócitos para a zona inflamatória durante uma reação inflamatória e reduz a sua adesão às células endoteliais, modulando a expressão de moléculas de adesão (E-selectina) e estimulando a expressão de L-selectinas pelos leucócitos, impedindo assim o seu recrutamento.(14) Inibe igualmente a quimiotaxia dos polinucleares e dos monócitos e a sua adesividade. A fagocitose também é prejudicada pela inibição da desgranulação lisossómica.

A colchicina actua igualmente sobre o TNFα (fator de necrose tumoral α), mediador da inflamação e interveniente na quimiotaxia, inibindo a sua libertação durante os episódios inflamatórios pelos macrófagos, impedindo-o assim de desempenhar o seu papel no recrutamento dos leucócitos. (1) (15)

2.b.3. Perturbação do fluxo de iões:

Uma vez ligada à tubulina, a colchicina altera o equilíbrio dos fluxos iónicos. Afecta o movimento transmembranar do cálcio e de certos aminoácidos, que intervêm nomeadamente na síntese do ADN. (10) (16)

2.b.4. Outras acções da colchicina:

• Colchicina e plaquetas: A colchicina altera os fluxos de cálcio, levando a uma redução da agregação e secreção plaquetárias. (17)

• A colchicina e as células nervosas: A colchicina inibe o transporte axonal, altera a morfologia das sinapses e inibe a neurotransmissão. Por conseguinte, pode causar neuropatia axonal ou necrose de determinadas células nervosas. (17)

• A colchicina e as células endócrinas: Ao modificar a transferência e a exocitose das vesículas secretoras intracitoplasmáticas, a colchicina inibe a secreção de várias hormonas, como a insulina, os compostos iodados da tiroide e a hormona paratiroide.

• Colchicina e colagénio: A colchicina tem uma ação anti-fibrótica, reduzindo a síntese de fibrinogénio e de colagénio. Favorece igualmente a degradação do colagénio, estimulando a síntese e a atividade das colagenases.

. Um estudo alargado que envolveu 19 doentes descreveu azoospermia num indivíduo e um défice no teste de penetração do esperma em três outros, tendo sido observada reversibilidade destes efeitos após a interrupção do tratamento. (18)

2.c. Determinação do tóxico (análise toxicológica):

A zona terapêutica está próxima da zona tóxica, o que explica o facto de a colchicina ser classificada como um medicamento com uma margem terapêutica estreita.

A dose terapêutica recomendada de colchicina, de acordo com a idade do doente, é a seguinte(5) (19)

- 0,5 mg/dia para crianças <5 anos de idade
- 1,0 mg/dia para crianças dos 5 aos 10 anos de idade
- 1,5 mg/dia para crianças >10 anos de idade
- Uma dose máxima de 3mg/dia em adultos

A gravidade e o resultado da intoxicação por colchicina estão diretamente relacionados com a dose ingerida. A dose letal começa com doses inferiores a 0,5mg/kg. Já foi relatado que uma toxicidade menor, com apenas sintomas gastrointestinais, pode ocorrer após uma dose de <0,5mg/kg, uma dose de 0,5 a 0,8mg/kg causa toxicidade maior (falência multivisceral com aplasia de medula óssea) e uma dose oral de >0,8mg/kg pode ser fatal. (20) (21) (22)

O nosso doente ingeriu uma dose de 1 mg/kg/dia, ou seja, uma dose superior à dose supostamente letal.

Não existe uma técnica de despistagem ou um ensaio para a colchicina que possa ser utilizado numa emergência. Foram desenvolvidas várias técnicas analíticas, mas o tempo necessário para obter resultados é inadequado para situações de emergência. (19)

No nosso caso, recebemos os resultados do teste da colchicina 3 dias após a recolha da amostra de plasma.

A colchicina no plasma e na urina pode ser medida através de um método radio-imunológico,(23) por cromatografia gasosa acoplada a um espetrómetro de massa,(24) cromatografia líquida de alta pressão acoplada a um detetor de díodos ou a um espetrómetro de massa em tandem. (25) (26)

Utilizámos a técnica de ensaio por cromatografia líquida de alta pressão disponível no centro de assistência médica urgente de Tunes.

Embora a taxa de mortalidade esteja mais correlacionada com a dose presumida ingerida do que com a concentração plasmática, a dosagem plasmática continua a ser necessária para confirmar formalmente a intoxicação e para permitir uma melhor interpretação das complicações clínicas observadas durante o acompanhamento. (26)

Dado o diagnóstico errático, a colchicinemia foi medida no nosso doente 9 dias após a ingestão, com 9 mg/ml, ultrapassando assim o intervalo terapêutico.

Esta primeira medição não reflecte o pico porque o T max não pôde ser determinado devido ao atraso do tratamento médico. Como a colchicina é rapidamente absorvida através da mucosa gastrointestinal, os níveis plasmáticos máximos são geralmente medidos entre 0,5 e 3 horas após a administração oral. (8) (27)

Esta dose única de colchicina permaneceu detetável no sangue mesmo em D13. Contudo, a dosagem plasmática foi quantificada a < 7mg/ml, ou seja, uma dose inferior à dose tóxica.

3. Toxidromos:

3.a: manifestações clínicas:

Foram descritas na literatura três fases em casos de intoxicação por colchicina. (28)

***1 fase:**

-problemas digestivos:

A primeira fase da intoxicação por colchicina é caraterística das primeiras 24 horas e é dominada por sintomas gastrointestinais, como náuseas, vómitos, diarreia e dor abdominal. (21) (22)

A mesma sintomatologia foi observada no nosso doente no dia 1.

-manifestações hemorrágicas:

A literatura descreve a ocorrência de melena durante esta fase.(29) (30) Este sintoma não foi encontrado em nosso paciente.

-problemas hemodinâmicos:

A hipotensão devido à hipovolémia também foi registada em casos de intoxicação por colchicina na fase inicial.(31)   Aquando da admissão, o nosso doente apresentava uma pressão arterial inicial de 80/60 mm Hg.

***A segunda fase:**

Esta é a fase mais crítica, ocorrendo entre 24 horas e 7 dias após a ingestão e correspondendo à falência multi-visceral. (20)

Nesta fase, pode ocorrer morte súbita em resultado de insuficiência respiratória aguda. No entanto, a principal causa de morte é a insuficiência cardíaca, como perturbações do ritmo, bloqueio atrioventricular, depressão do miocárdio, fibrilhação ventricular ou miocardite.(28) (31) (32)

 Foram também descritas perturbações neurológicas, incluindo confusão, alucinações, convulsões e coma com problemas sensoriais e motores. (28) (33)

Durante este período, foi descrito um aumento de peso devido a edema intersticial.

Neste caso, foram observados problemas neurológicos, como confusão e alucinações, a partir do 6º dia. No entanto, não havia evidência de insuficiência cardiorrespiratória ou de perturbações do ritmo cardíaco no nosso doente. Na nossa observação, não se registou qualquer aumento de peso.

 No entanto, uma queilite não relatada anteriormente apareceu no nosso paciente em D6.

***3 fase:**

Em duas a três semanas, surge a terceira fase: a fase de resolução e recuperação dos órgãos, associada ao aparecimento de alopécia transitória, neuromiopatia e perda de peso. (32) (33) (34)

Esta última fase foi observada no nosso caso com o aparecimento de alopécia em D10.

3.b: manifestações biológicas:

*** 1 fase:**

Foi registada a ocorrência de hiperleucocitose nas primeiras 24 horas. (20) (35)

No nosso caso, os leucócitos eram 10300 el/mm3 no Dia 1.

***2 fase:**

A segunda fase surge entre os dias 2 e 7 e caracteriza-se por uma diminuição dos factores de coagulação. A aplasia medular surge subitamente a partir do dia 3. Durante esta fase, foram também registados casos de insuficiência hepática, insuficiência renal e rabdomiólise. Durante este período, verifica-se uma fuga de água para o sector intersticial (devido a danos nas membranas endoteliais dos capilares); este fenómeno é acompanhado de hiponatremia, tendo sido também observados outros distúrbios iónicos: hipocaliemia, hipocalcemia e hipofosfatemia. A intoxicação por colchicina dá origem a acidose metabólica ou acidose láctica. (35) (36) (37)

A nossa doente apresentou sucessivamente estas perturbações biológicas. Desenvolveu insuficiência renal e hepática e rabdomiólise no dia 1; perturbações iónicas (hiponatrémia a partir das 24 horas, hipocalcémia no dia 4 e hipocaliémia no dia 7); e complicações hematológicas graves a partir do dia 4 (pancitopenia).

***3 fase:**

A terceira fase encontrada na intoxicação por colchicina ocorre apenas em casos com uma evolução favorável. Caracteriza-se por hiperleucocitose reactiva. (37)

No nosso doente foi observada uma hiperleucocitose de ressalto no D8.

4. revisão da literatura:

A intoxicação aguda por colchicina é rara e potencialmente grave. Realizámos uma revisão da literatura sobre casos pediátricos de intoxicação por colchicina. Identificámos 42 casos esporádicos de intoxicação por colchicina entre 1981 e 2021.

4-1: Repartição do envenenamento por ano

O maior número de casos de envenenamento por colchicina ocorreu em 2016 (nove casos). Foram registados sete casos em 2011 e 2009.

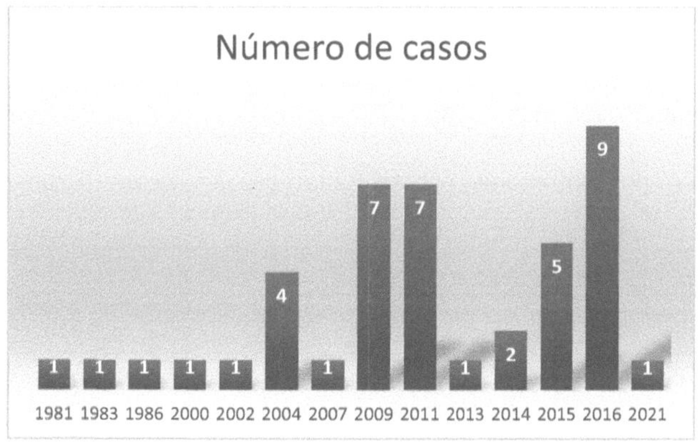

Figura 3: Repartição dos casos de envenenamento por colchicina por ano

4-2: Repartição da intoxicação por idade

A idade da intoxicação variou entre 1 e 16 anos. O grupo etário mais afetado foi o dos 1 aos 5 anos.

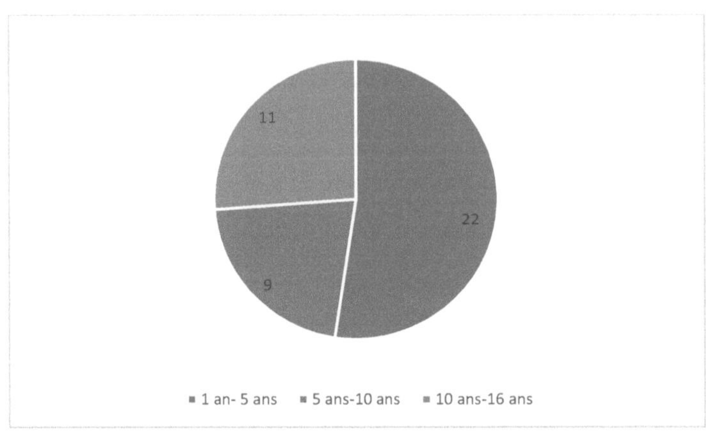

Figura 4: Repartição da intoxicação por idade

4-3: Circunstâncias de intoxicação

A intoxicação por colchicina foi acidental em 23 casos. Em 10 casos, foi secundária a uma tentativa de suicídio.

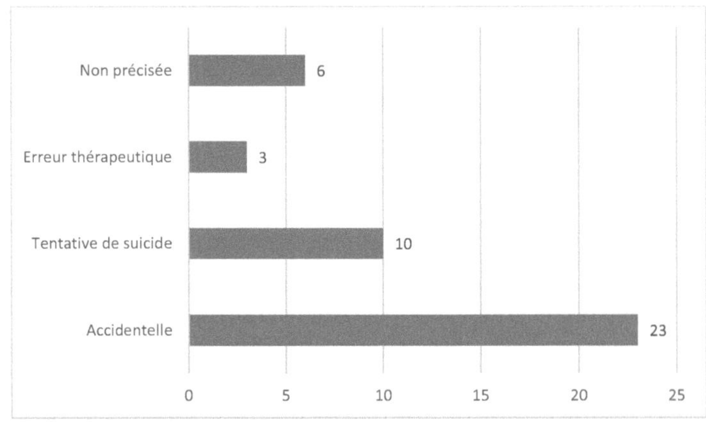

Figura 5: Circunstâncias da intoxicação por colchicina

4-4 Toxidromos:

Nesta revisão da literatura, as três fases clínico-biológicas previamente descritas após a intoxicação por colchicina foram descritas em todas as observações. Primeiro, sintomas digestivos, seguidos de insuficiência multivisceral.

4-5 Análise toxicológica

A determinação da colchicinémia e da dose presumivelmente ingerida é o principal elemento de prognóstico na intoxicação por colchicina. Dez dos 42 doentes observados ultrapassaram a dose letal de 0,8 mg/kg, dos quais apenas 4 sobreviveram. Trinta doentes ingeriram uma dose de colchicina inferior a 0,8 mg/kg, dos quais 26 tiveram uma evolução favorável.

Uma revisão da literatura sobre os aspectos diagnósticos, terapêuticos e evolutivos da intoxicação por colchicina é apresentada na Tabela II.

Data	Autor	Idade	Tipo de envenenamento	DSI	Manifestações clínicas	Manifestações biológicas	Tratamento	Evolução
1981	Stapczynski et al. (38)	16 anos de idade	Desconhecido	12 mg (0,26mg/kg)	Vómitos diarreia taquicardia taquipneia	Hipocaliémia 2,7 mEq/L, hiperleucocitose 25300/mm3	Lavagem gástrica, perfusão, correção da hipocaliemia oxigenoterapia.	Mortes
1983	Murray et al. (39)	15 anos de idade	Desconhecido	24 mg (0,5mg/kg)	Complicações cardíacas, digestivas e respiratórias.	Complicações hematológicas.	Não mencionado.	Sobrevivência.
1986	Hobson, C.H e Rankin, A. (40)	15 anos de idade	Tentativa de suicídio	18 mg (0,45mg/kg)	Vómitos diarreia melena desidratação Taquicardia, hipotensão, Taquipneia, hipoxemia, sinais de isquémia do miocárdio no ECG	hiperleucocitose até 39700/mm3, perturbação da coagulação	Perfusão, intubação esotraqueal vitamina K, dopamina, adrenalina.	Morte.
2000	Goldbart, A. et al. (41)	8 anos de idade	Tratados para FMF	Desconhecido	Vómitos, diarreia, melena, taquipneia, hipoxémia, taquicardia, febre, hipotensão, FEVE 21%. Alopécia em D8.	Pancitopenia citólise hepática, hiponatremia, hemograma acelerado, hiperleucocitose de rebote no 10º dia.	Perfusão, antibioticoterapia, intubação esotraqueal, fármacos vasoactivos vitamina K, transfusão de PFC, 1 hemácia, 1 plaqueta.	Sobrevivência.
2002	Guven, A.G et al. (42)	4 anos	Acidental	1,3 - 1,5 mg (0,1mg/kg)	Dores abdominais, diarreia, vómitos, melena, equimoses, petéquias, confusão, hipotensão arterial, taquicardia, taquipneia, enantema da mucosa oral, eritema nodoso	Pancitopenia, hipocaliémia, citólise hepática	Não especificado	Sobrevivência.

2004	Atas , B. et al.(43)	12 anos de idade	Não mencio nado	3 mg (0,12m g/kg)	dos membros inferiores, eritema bolhoso do tronco e das extremidades, alopécia no D6. Coma glascow: 06/15 , taquicardia, taquipneia, hipotensão arterial, ROT abolido.	Anemia, hiperleucocit ose até 48.000/mm3 hipocalcemi a até 1,65 mmol/L, acidose metabólica, citólise hepática.	Tratamento sintomático lavagem gástrica, intubação esotraqueal	Morte.
2004	Atas, B. et al.(43)	02 anos	Aciden tal	6 mg (0,5mg /kg)	Vómitos, taquicardia supra ventricular, taquipneia, hipotensão arterial, alopécia em D7.	Anemia, hiperleucocit ose até 25600/mm3, trombocitop enia grave até 10000/mm3, hipocalcemi a até 1,77 mmol/L, citólise hepática, rabdomiólise hiperleucocit ose de ressalto no D7.	Lavagem gástrica, carvão ativado, perfusão e correção da hipocalcem ia, antibioticot erapia.	Sobreviv ência.
2004	Atas, B. et al.(43)	27 meses	Aciden tal	10 mg (0,83m g/kg)	Coma Glasgow 05/15, vómitos, diarreia, taquicardia, taquipneia, hipotensão arterial, hepatomegalia, ROT abolido.	Hiperleucoci tose até 55100/mm3, hipocalcemi a até 1,8 mmol/L, hiperuricemi a, citólise hepática, acidose metabólica.	Perfusão, lavagem gástrica, carvão ativado.	Morte.
2004	Atas, B. et al.(43)	3,5 anos	Aciden tal	25 mg (1,5mg /kg)	Taquicardia, taquipneia, o resto do exame é	Sem anomalias biológicas.	Lavagem gástrica, carvão ativado.	Sobreviv ência.

					estritamente normal.			
2007	Suat Bic̦er, MD. et al. (44)	3 anos	Não mencio nado	0,7 mg/Kg	Vómitos, febre, diarreia, taquicardia, taquipneia, hipotensão arterial, ROT abolido, GCS 13, edema cerebral, convulsão, alopécia em D14.	Insuficiência renal, hiponatremia pancitopenia hiperleucocit ose de rebote no 6° dia, DIC, hiperuricemia, hipocalcemia.	Perfusão, terapia antibiótica, dobutamina furosemida, transfusão de RGCs FFP e glóbulos vermelhos com plaquetas, Prazosina, captopril, Fenitoína.	Sobreviv ência.
2009	Karacan M , et al. (45)	4 anos	Aciden tal	0,5 mg (0,03m g/kg)	Vómitos.	Hiperleucoci tose, citólise hepática, rabdomiólise	Lavagem gástrica, carvão ativado, vitamina K.	Sobreviv ência
2009	Karacan M, et al.(45)	4 anos	Não especifi cado	0,33 mg/Kg	Assintomático.	Sem anomalias.	Lavagem gástrica, carvão ativado.	Sobreviv ência.
2009	Karacan M, et al.(45)	5 anos	Aciden tal	Não especif icado	Febre, vómitos, sonolência, taquicardia, taquipneia, cianose, hipotensão, insuficiência cardíaca.	Citólise hepática, insuficiência renal, rabdomiólise perturbações iónicas.	Lavagem gástrica, carvão ativado, medicamen tos vasoactivos	Morte.
2009	Karacan M. et al.(45)	9 anos de idade	Tentati va de suicídi o.	15 mg (0,85m g/kg)	Assintomático.	Sem anomalias.	Lavagem gástrica, carvão ativado.	Sobreviv ência
2009	Karacan M. et al.(45)	1 ano	Não especifi cado.	1,5 mg (0,15m g/kg)	Vómitos.	Sem anomalias.	Abstenção	Sobreviv ência
2009	Karacan M. et al.(45)	2,5 anos	Aciden tal.	3,5 mg (0,29m g/kg)	Assintomático.	Citólise hepática.	Lavagem gástrica, carvão ativado.	Sobreviv ência
2009	Karacan M. et al.(45)	3,5 anos	Aciden tal.	5 mg (0,33m g/kg)	Vómitos, astenia.	Hiperleucoci tose, citólise hepática, rabdomiólise	Lavagem gástrica, carvão ativado.	Sobreviv ência

2011	Ozdemir R. et al.(46)	3 anos	Aciden tal.	0,5 mg/ Kg	Vómitos.	Sem anomalias.	Lavagem gástrica, carvão ativado.	Sobreviv ência.
2011	Ozdemir R. et al.(46)	3 anos	Aciden tal.	0,6 mg/Kg	Assintomático.	Citólise hepática.	Lavagem gástrica, carvão ativado.	Sobreviv ência.
2011	Ozdemir R. et al.(46)	3 anos	Aciden tal.	1,1 mg/Kg	Vómitos.	Hiperleucoci tose.	Lavagem gástrica, carvão ativado, hemodiális e, troca de plasma, medicamen tos vasoactivos	Sobreviv ência.
2011	Ozdemir R. et al.(46)	5 anos	Aciden tal.	1,25 mg/Kg	Vómitos, astenia.	Pancitopenia citólise hepática, insuficiência renal, rabdomiólise	Carvão ativado, hemodiális e, troca de plasma, medicamen tos vasoactivos , fator estimulador de colónias de granulócitos.	Morte.
2011	Ozdemir R. et al.(46)	14 anos de idade	Tentati va de suicídio	0,5 mg/Kg	Vómitos.	Hiperleucoci tose, citólise hepática, rabdomiólise insuficiência renal.	Carvão ativado, hemodiális e, balão de contrapulsa ção intra- aórtica.	Morte.
2011	Ozdemir R. et al.(46)	14 anos de idade	Tentati va de suicídio	0,9 mg/ Kg	Assintomático.	Pancitopenia	Lavagem gástrica, carvão ativado, troca de plasma, fator estimulador de colónias de granulócitos.	Sobreviv ência.

2011	Ozdemir R. et al.(46)	16 anos de idade	Tentativa de suicídio	1,4 mg/Kg	Vómitos, diarreia.	Hiperleucocitose, rabdomiólise insuficiência renal, citólise hepática.	Lavagem gástrica, carvão ativado, oxigenação por membrana extracorporal (ECMO).	Morte.
2013	Wasserscheid, K. et al. (47)	14 anos de idade	Tentativa de suicídio	12,5 mg (0,35mg/kg)	Náuseas, dores abdominais.	Baixo TP a 48%.	Carvão ativado, sulfato de sódio, vitamina K, infusão.	Sobrevivência.
2014	Suar C. Kilic, et al.(48)	3 anos	acidental	0,2 mg/Kg	Vómitos, confusão, febre, taquicardia, hipotensão, taquipneia, petéquias, hepatoesplenomegalia.	Hiperleucocitose no Dia 1, citólise hepática, insuficiência renal, hiperuricemia, distúrbios iónicos, rabdomiólise pancitopenia no Dia 3, hiperleucocitose de ressalto no Dia 6, níveis elevados de D-dímero, cultura de sangue positiva para staphylococcus aureus no Dia 2.	Hidratação adequada, alopurinol, correção electrolítica antibioterapia, transfusão de PFC e plaquetas, fator estimulador de colónias de granulócitos.	Sobrevivência.
2014	Malbora, B. et al.(49)	9 anos de idade	Acidental.	15 mg. (0,5mg/kg)	Vómitos, diarreia, febre, hepatomegalia, esplenomegalia, hipotensão arterial, BAV.	Trombocitopenia, citólise hepática, hiperferritinemia, insuficiência renal, hipercaliemia, rabdomiólise	Troca de plasma, vitamina K, transfusão de FFP.	Morte.

2015	Kintz, P. et al.(50)	4 anos	Erro terapêutico.	8 mg em dois dias consecutivos. (1,14mg/kg)	Vómitos, diarreia, pericardite.	Insuficiência multivisceral colchicinemia 14,7 ng/ml.	Não especificado.	Morte.
2015	Kisaarslan. P et al.(51)	3,5 anos	Acidental.	8 mg. (0,82mg/kg)	Taquicardia.	Hiperleucocitose, citólise hepática, rabdomiólise	Lavagem gástrica, carvão ativado, troca de plasma	Morte.
2015	Kisaarslan. P et al.(51)	5 anos	Acidental	1 mg (0,05mg/kg)	Vómitos, diarreia, febre, alopécia.	Leucopenia, hiperleucocitose de rebote, citólise hepática, hiponatremia	Tratamento sintomático	Sobrevivência.
2015	Kisaarslan. P et al.(51)	15 anos de idade	Tentativa de suicídio.	10 mg. (0,22mg/kg)	Febre, dor abdominal, vómitos, alopécia.	Pancitopenia hiperleucocitose de rebote, insuficiência renal, acidose metabólica.	Tratamento sintomático	Sobrevivência.
2015	Kisaarslan. P et al.(51)	15 anos de idade	Tentativa de suicídio.	5 mg. (0,11mg/kg)	Assintomático.	Sem anomalias.	Lavagem gástrica.	Sobrevivência.
2016	Polat, E. et al.(52)	1,5 anos	acidental	0,16 mg/kg	Assintomático.	Hiperleucocitose, rabdomiólise.	Lavagem gástrica, carvão ativado.	Sobrevivência.
2016	Polat, E. et al.(52)	2 anos	Acidental.	0,3 mg/Kg	Assintomático.	Hiperleucocitose.	Lavagem gástrica, carvão ativado.	Sobrevivência.
2016	Polat, E. et al.(52)	4 anos	Acidental.	0,6 mg/Kg	Assintomático.	Hiperleucocitose.	Lavagem gástrica, carvão ativado.	Sobrevivência.
2016	Polat, E. et al.(52)	4 anos	Acidental.	0,11 mg/Kg	Assintomático.	Sem anomalias.	Lavagem gástrica, carvão ativado.	Sobrevivência.

2016	Polat, E. et al.	4,5 anos	Aciden tal	0,6 mg/Kg	Vómitos	Sem anomalias	Lavagem gástrica, carvão ativado	sobreviv ência
2016	Polat, E. et al.(52)	8 anos de idade	Aciden tal	0,52 mg/Kg	Vómitos, náuseas, diarreia.	Hiperleucoci tose, citólise hepática, rabdomiólise	Pacemaker externo, fármacos vasoactivos antiarrítmic os (não especificad os).	Morte.
2016	Polat, E. et al.(52)	8,5 anos	Tentati va de suicídio.	0,5 mg/Kg	Vómitos, náuseas, diarreia.	Leucopenia, trombocitop enia, citólise hepática, rabdomiólise	Pacemaker externo, troca de plasma, fármacos vasoactivos	Morte.
2016	Polat, E. et al.(52)	10 anos	Aciden tal.	0,12 mg/Kg	Náuseas, vómitos.	ASAT ligeiramente elevado.	Lavagem gástrica, carvão ativado.	Sobreviv ência.
2016	Polat, E. et al.(52)	16 anos de idade	Tentati va de suicídio.	0,84 mg/Kg.	Náuseas, vómitos, diarreia.	Hiperleucoci tose, citólise hepática, rabdomiólise	Troca de plasma, fármacos vasoactivos	Morte.
2021	Pérez Marín M. et al.(53)	4 anos	Erro terapêu tico.	7 mg. (0,53m g/kg)	Vómitos, diarreia, taquicardia, taquipneia, hipotensão, sonolência, hipoxemia, insuficiência cardíaca congestiva, anúria, polineuromiopati a, alopécia em D19.	Insuficiência renal, citólise hepática, hiperbilirrub inemia, hiperleucocit ose no Dia 1, leucopenia no Dia 3, trombocitop enia, colchicinae mia 0,2µg/L no Dia 16.	Carvão ativado, entubação traqueal, ventilação não invasiva, fármacos vasoactivos antibiotera pia, ECMO, hemodiálise, transfusão com FFP e plaquetas, fator estimulador de colónias de granulócitos, fisioterapia.	Sobreviv ência.

5. Tratamento:

O principal tratamento para a intoxicação por colchicina continua a ser sintomático, na ausência de tratamento específico. (20)

Não existe atualmente na literatura um antídoto específico para a intoxicação por colchicina. De facto, a lavagem gástrica seguida da passagem de carvão ativado é crucial nos 60 minutos seguintes à ingestão para limitar o ciclo entero-hepático. (54)

Este tratamento de evacuação não foi efectuado neste caso específico devido ao atraso na tomada a cargo.

Na literatura, um estudo de Ozdemir et al. demonstrou o benefício da troca de plasma na eliminação da colchicina e a sua contribuição para o tratamento da insuficiência multivisceral. (46) (55)

Em alguns casos de intoxicação por colchicina, foi descrita uma depuração por diálise inferior a 5%. A hemodiálise, tal como a plasmaférese, não permite a eliminação da colchicina devido ao seu grande volume de distribuição e à sua elevada ligação às proteínas. É, de facto, útil em casos de insuficiência renal aguda. (56) (57)

O nosso doente desenvolveu insuficiência renal funcional aguda, que foi controlada por tratamento sintomático nas primeiras horas de tratamento.

Um tratamento sintomático adequado a curto prazo é essencial para garantir um melhor prognóstico. (46) (55) (58)

No nosso doente, apenas os tratamentos sintomáticos (vasopressores, antibioticoterapia, reequilíbrio hidroelétrico, correção do equilíbrio ácido-base, transfusão de plaquetas, administração de vit K, etc.) foram administrados na UCI, permitindo corrigir as sucessivas falências orgânicas e complicações.

A imunoterapia com anticorpos Fab específicos anti-colchicina pode ser eficaz na intoxicação por colchicina. Até à data, esta terapia só está disponível a título experimental, apesar dos resultados encorajadores de dados experimentais em animais e seres humanos. (46) (59)

Esta alternativa não está disponível no nosso país.

No caso aqui apresentado, a administração inicial de imunoglobulina intravenosa face ao diagnóstico de CIM-C poderá contribuir para o desfecho favorável.

6. Factores de prognóstico:

Vários estudos propuseram o objetivo de identificar os factores de prognóstico e a evolução para a morte dos doentes com intoxicação por colchicina.

A dose presumida ingerida (DSI) é um fator de prognóstico que tem sido constantemente salientado. O quadro clínico e a taxa de mortalidade parecem estar estreitamente relacionados com a dose ingerida.

Se a dose absorvida for inferior a 0,5 mg/kg, a intoxicação manifesta-se por perturbações digestivas mais ou menos intensas e perturbações sanguíneas de expressão puramente biológica. Após a absorção de uma dose entre 0,5 e 0,8 mg/kg de peso, as perturbações digestivas e hemostáticas são idênticas, mas a evolução é no sentido de uma aplasia da medula óssea. A taxa de mortalidade é superior a 10%, devido a hemorragia ou septicémia não controlada.

Com doses iguais ou superiores a 0,8 mg/kg, os distúrbios digestivos iniciais com consumo de factores de coagulação são rapidamente acompanhados por um colapso cardiovascular com um componente de insuficiência cardíaca aguda, com uma taxa de mortalidade de 100%. (19) (60)

No caso do nosso doente, a DSI era de 1mg/Kg, pelo que o resultado foi possivelmente desfavorável, de acordo com a literatura.

A avaliação do prognóstico deve igualmente ter em conta os efeitos biológicos desta dose ingerida, que parecem ser mais bem ilustrados por uma hiperleucocitose precoce (superior a 15 000/mm3) e uma descida do nível de protrombina para menos de 20% nas primeiras 24 horas.(19)

Neste caso, as primeiras 24 horas de trabalho revelaram uma contagem de glóbulos brancos de 10500 el/mm3 com um nível de protrombina de 51%, o que sugere um resultado tranquilizador.

O risco de acumulação de colchicina em caso de lesão hepática desempenha igualmente um papel importante. Vários factores são susceptíveis de provocar perturbações na depuração hepática da colchicina, tais como alterações da atividade depurativa do fígado, que se verificam em certas patologias como a cirrose biliar primária ou a cirrose hepática, ou tratamentos associados, principalmente os inibidores da CYP3A4 e da P-gp. As concentrações plasmáticas dos metabolitos da colchicina são inferiores a 5% das do composto de origem.(60) (61)

Neste caso, não foram tomados medicamentos metabolizados através dos concorrentes CYP3A ou P-gp.

A ocorrência de reacções adversas em doentes com insuficiência renal mostra que as alterações na depuração renal da colchicina representam um fator de risco. Nos doentes com insuficiência renal, o risco de acumulação parece tornar-se significativo a partir de uma depuração da creatinina inferior a 50 ml/min. De facto, a semi-vida de eliminação da colchicina pode ser quatro vezes mais longa em doentes com insuficiência renal grave.(60) (62)

A rápida melhoria da depuração renal graças ao tratamento sintomático contribuiu para a evolução favorável do nosso doente.

Conclusão:

Esta observação ilustra uma intoxicação pediátrica grave com colchicina numa rapariga de 13 anos com intenção suicida. O quadro clínico e biológico inicial não era muito específico e a intoxicação não foi anunciada no início do tratamento, o que levou a um erro de diagnóstico. Além disso, o tratamento adequado das várias falhas de órgãos, mesmo na ausência de um diagnóstico etiológico preciso, resultou num desfecho favorável. Não existe antídoto para a colchicina. O tratamento foi apenas sintomático.

A nossa análise da literatura salientou os seguintes pontos:

1- Foram descritos casos pediátricos de intoxicação por colchicina em 42 observações diferentes entre 1981 e 2021, com idades compreendidas entre 1 e 16 anos.

2- As manifestações clínicas e biológicas da intoxicação por colchicina passam por três fases sucessivas:

A primeira fase é caraterística das primeiras 24 horas e manifesta-se por sintomas digestivos, hemorragias e perturbações hemodinâmicas com hiperleucocitose.

A segunda fase ocorre entre 24 horas e 7 dias após a administração da dose e corresponde à insuficiência multivisceral, associada a perturbações neurológicas. Durante esta fase, pode também ocorrer aplasia da medula óssea e uma diminuição dos factores de coagulação.

A fase final é a fase de resolução, que ocorre após duas a três semanas e se caracteriza pela recuperação dos órgãos e pelo aparecimento de alopécia transitória. Durante esta fase, pode ser observada uma hiperleucocitose reactiva.

3- O tratamento da intoxicação por colchicina consiste essencialmente no tratamento sintomático das várias falências orgânicas. Ainda não existe um antídoto específico para a colchicina.

4- O prognóstico, de acordo com os vários estudos consultados, mostra uma relação estreita entre a dose de DSI ingerida e a taxa de mortalidade.

De facto, uma dose de 0,5 mg/kg provoca problemas digestivos mais ou menos intensos com perturbações da crase sanguínea de natureza puramente biológica.

Pensa-se que uma dose de 0,5 a 0,8 mg/kg provoca aplasia da medula óssea, para além de problemas digestivos. A ocorrência de hemorragia neste caso é responsável por uma taxa de mortalidade superior a 10%. Estudos demonstraram igualmente que uma dose igual ou superior a 0,8 mg/kg é rapidamente acompanhada de um colapso cardiovascular com um componente de insuficiência cardíaca aguda, com uma taxa de mortalidade de 100%.

Outros factores de prognóstico também influenciam o resultado dos doentes que sofrem de intoxicação por colchicina. [3]Estes incluem a hiperleucocitose precoce (superior a 15.000/mm), uma descida do nível de protrombina para menos de 20% nas primeiras 24 horas, o aparecimento de insuficiência hepática e insuficiência renal.

No caso em apreço, o nosso doente beneficiou de um tratamento rápido e adequado, apesar da ausência de um diagnóstico inicial de intoxicação, o que conduziu a um desfecho favorável, apesar de um DSI superior a 0,8mg/kg, uma dose presumivelmente letal.

No final desta tese, propomo-nos a:

- Criar um registo nacional de intoxicação por medicamentos pelos centros de farmacovigilância em colaboração com os serviços de pediatria e as unidades de cuidados intensivos pediátricos para fins epidemiológicos.

- Fornecer aos doentes tratados com colchicina um folheto pessoal (em árabe e francês) com a dose prescrita, as eventuais interacções medicamentosas e os primeiros sinais clínicos de sobredosagem que devem suscitar cuidados médicos imediatos, sublinhando a importância de compreender o esquema de dosagem e os perigos de tomar colchicina sem aconselhamento médico.

- Promover a investigação nos laboratórios de imunologia com vista à introdução de uma imunoterapia específica anti-colchicina, que parece ser uma opção terapêutica para o futuro, uma vez que atualmente, apesar dos avanços na reanimação, as formas graves de sobredosagem de colchicina continuam a ser refractárias às medidas disponíveis na maioria dos casos.

Referências

1.	Chappey O, Scherrmann J. Colchicina: dados recentes sobre a sua farmacocinética e farmacologia clínica. Rev Médecine Interne. outubro de 1995;16(10):782-9.

2.	Miyachi Y, Taniguchi S, Ozaki M, Horio T. Colchicine in the treatment of the cutaneous manifestations of Behcet's disease. Br J Dermatol. janeiro de 1981;104(1):67-70.

3.	Bhat A, Naguwa SM, Cheema GS, Gershwin ME. Colchicine Revisited. Ann N Y Acad Sci. Sept 2009;1173(1):766-73.

4.	Graening T, Schmalz HG. Total Syntheses of Colchicine in Comparison: A Journey through 50 Years of Synthetic Organic Chemistry. Angew Chem Int Ed. 21 de junho de 2004;43(25):3230-56.

5.	Knieper AM, Klotsche J, Föll D, Wittkowski H, Lainka E, Kallinich T. Terapia com colchicina em crianças com FMF. Pediatr Rheumatol. Dez 2015;13(S1):O44.

6.	Putterman C, Ben-Chetrit E, Caraco Y, Levy M. Colchicine intoxication: Clinical pharmacology, risk factors, features, and management. Semin Arthritis Rheum. Dez 1991;21(3):143-55.

7.	Sapra S, Bhalla Y, Nandani, Sharma S, Singh G, Nepali K, et al. Colchicine and its various physicochemical and biological aspects. Med Chem Res. Feb 2013;22(2):531-47.

8.	Rochdi M, Sabouraud A, Girre C, Venet R, Scherrmann JM. Pharmacokinetics and absolute bioavailability of colchicine after i. v. and oral administration in healthy human volunteers and elderly subjects. Eur J Clin Pharmacol [Internet]. 1994 [citado em 14 de março de 2022];46(4). Disponível em: http://link.springer.com/10.1007/BF00194404

9.   Amoura Z, Schermann JM, Zerah X, Wechsler B, Godeau P. First evidence of transplacental passage of colchicine during periodic illness. Rev Médecine Interne. junho de 1993;14(6):593.

10.   Slobodnick A, Shah B, Pillinger MH, Krasnokutsky S. Colchicine: Old and New. Am J Med. maio de 2015;128(5):461-70.

11.   Speeg KV, Maldonado AL, Liaci J, Muirhead D. Effect of cyclosporine on colchicine secretion by a liver canalicular transporter studiedin vivo. Hepatology. maio de 1992;15(5):899-903.

12.   Lidar M. Colchicine nonresponsiveness in familial mediterranean fever: clinical, genetic, pharmacokinetic, and socioeconomic characterization. Semin Arthritis Rheum. Fev 2004;33(4):273-82.

13.   Niel E, Scherrmann JM. Colchicine today. Joint Bone Spine. dezembro de 2006;73(6):672-8.

14.   Cronstein BN, Molad Y, Reibman J, Balakhane E, Levin RI, Weissmann G. Colchicine alters the quantitative and qualitative display of selectins on endothelial cells and neutrophils. J Clin Invest. 1 de agosto de 1995;96(2):994-1002.

15.   Matsumura N, Mizushima Y. Leukocyte movement and colchicine treatment in Behcet's disease (Movimento de leucócitos e tratamento com colchicina na doença de Behcet). The Lancet. outubro de 1975;306(7939):813.

16.   Leung YY, Yao Hui LL, Kraus VB. Colchicine-Update on mechanisms of action and therapeutic uses (Colchicina-Atualização dos mecanismos de ação e usos terapêuticos). Semin Arthritis Rheum. Dez 2015;45(3):341-50.

17.   Lu Y, Chen Y, Kao Y, Lin Y, Yeh Y, Chen S, et al. A colchicina modula a homeostase do cálcio e a propriedade eléctrica das células HL-1. J Cell Mol Med. junho de 2016;20(6):1182-90.

18. Ehrenfeld M, Levy M, Margalioth EJ, Eliakim M. The Effects of Long-term Colchicine Therapy on Male Fertility in Patients with Familial Mediterranean Fever. Andrologia. 24 de abril de 2009;18(4):420-6.

19. Wolf A, Oliver M, Nau A, Boulliat C, Puidupin A, Peytel E, et al. A case of lethal colchicine intoxication. Ann Biol Clin (Paris), setembro de 2009;67(5):581-5.

20. Picard W, Julliac B, Morel N, Sztark F, Dabadie P. Insuficiência multivisceral fatal provavelmente induzida por overdose crónica de colchicina. J Eur Urgences. março de 2007;20(1):7-10.

21. Finkelstein Y, Aks SE, Hutson JR, Juurlink DN, Nguyen P, Dubnov-Raz G, et al. Colchicine poisoning: the dark side of an ancient drug. Clin Toxicol. junho de 2010;48(5):407-14.

22. Gunasekaran K, Mathew DE, Sudarsan TI, Iyyadurai R. Intoxicação fatal de colchicina por ingestão de tubérculos de *Gloriosa superba*. BMJ Case Rep. 16 de maio de 2019;12(5):e228718.

23. Scherrmann JM, Boudet L, Pontikis R, Hoang-Nam N, Fournier E. A sensitive radioimmunoassay for colchicine. J Pharm Pharmacol. 12 Abr 2011;32(1):800-2.

24. Vollmer AC, Wagmann L, Meyer MR. Plantas tóxicas - Deteção de colchicina num rastreio rápido e sistemático de toxicologia clínica utilizando cromatografia líquida-espetrometria de massa. Drug Test Anal. Feb 2022;14(2):377-81.

25. Cheze M, Deveaux M, Pepin G. Liquid Chromatography-Tandem Mass Spectrometry for the Determination of Colchicine in Postmortem Body Fluids. Relato de caso de duas fatalidades e revisão da literatura. J Anal Toxicol. 1 de outubro de 2006;30(8):593-8.

26.   Abe E, Lemaire-Hurtel AS, Duverneuil C, Etting I, Guillot E, de Mazancourt P, et al. A Novel LC-ESI-MS-MS Method for Sensitive Quantification of Colchicine in Human Plasma: Application to Two Case Reports. J Anal Toxicol. 1 de abril de 2006;30(3):210-5.

27.   Rochdi M, Sabouraud A, Baud FJ, Bismuth C, Scherrmann JM. Toxicokinetics of Colchicine in Humans: Analysis of Tissue, Plasma and Urine Data in Ten Cases. Hum Exp Toxicol. Nov 1992;11(6):510-6.

28.   Folpini A, Furfori P. Colchicine Toxicity Clinical Features and Treatment. Massive Overdose Case Report. J Toxicol Clin Toxicol. Jan 1995;33(1):71-7.

29.   Cerquaglia C, Diaco M, Nucera G, Regina M, Montalto M, Manna R. Pharmacological and Clinical Basis of Treatment of Familial Mediterranean Fever (FMF) with Colchicine or Analogues: An Update. Curr Drug Target - Inflamm Allergy. 1 de fevereiro de 2005;4(1):117-24.

30.   Watanabe-Kusunoki K, Kato M, Oki Y, Shimizu T, Kusunoki Y, Furukawa S, et al. Atividade de doença paralela da doença de Behçet com envolvimentos renais e entero: um relato de caso. BMC Nephrol. Dez 2021;22(1):122.

31.   Sauder Ph, Kopferschmitt J, Jaeger A, Mantz JM. Haemodynamic Studies in Eight Cases of Acute Colchicine Poisoning (Estudos hemodinâmicos em oito casos de intoxicação aguda por colchicina). Hum Toxicol. abril de 1983;2(2):169-73.

32.   Maxwell MJ. Overdose acidental de colchicina. Um relato de caso e revisão da literatura. Emerg Med J. 1 de maio de 2002;19(3):265-6.

33.   Carr AA. Toxicidade da colchicina. Arch Intern Med. 1 de janeiro de 1965;115(1):29.

34. Kuncl RW, Duncan G, Watson D, Alderson K, Rogawski MA, Peper M. Colchicine Myopathy and Neuropathy. N Engl J Med. 18 de junho de 1987;316(25):1562-8.

35. Dixon WE, Malden W. Colchicine with special reference to its mode of action and effect on bone-marrow. J Physiol. 6 de maio de 1908;37(1):50-76.

36. Huang WH, Hsu CW, Yu CC. Colchicine Overdose-Induced Acute Renal Failure and Electrolyte Imbalance. Ren Fail. 1 Jan 2007;29(3):367-70.

37. Altman A, Szyper-Kravitz M, Shoenfeld Y. Colchicine-induced rhabdomyolysis. Clin Rheumatol. Dez 2007;26(12):2197-9.

38. Stapczynski JS, Rothstein RJ, Gaye WA, Niemann JT. Colchicine overdose: Report of two cases and review of the literature. Ann Emerg Med. julho de 1981;10(7):364-9.

39. Ss M, Kg K, Jc M, Dn M. Acute toxicity after excessive ingestion of colchicine. undefined [Internet]. 1983 [citado 16 de março de 2022]; Disponível em: https://www.semanticscholar.org/paper/Acute-toxicity-after-excessive-ingestion-of-Ss-Kg/4e23529633e879880fb2d917cd20d0629f3e4f6a

40 Hobson CH, Rankin APN. Uma overdose fatal de colchicina. Anaesth Intensive Care. Nov 1986;14(4):453-5.

41. Goldbart A, Press J, Sofer S, Kapelushnik J. Intoxicação aguda quase fatal por colchicina numa criança. Relato de um caso. Eur J Pediatr. 20 Nov 2000;159(12):895-7.

42. Güven AG, Bahat E, Akman S, Artan R, Erol M. Late Diagnosis of Severe Colchicine Intoxication. Pediatrics. 1 de maio de 2002;109(5):971-3.

43. Ataş B, Çaksen H, Tuncer O, Kirimi E, Akgün C, Odabaş D. Quatro crianças com envenenamento por colchicina. Hum Exp Toxicol. julho de 2004;23(7):353-6.

44. Bi??er S, Soysal DD, ??tak A, ????sel R, Karab??c??o??lu M, Uzel N. Acute Colchicine Intoxication in a Child: A Case Report. Pediatr Emerg Care. maio de 2007;23(5):314-7.

45. Karacan M, Olgun H, Yildirim ZK, Karakelleoğlu C, Ceviz N. Envenenamento por colchicina em crianças: 7 relatos de casos. Güncel Pediatri. 1 de dezembro de 2009; 7 (3): 96-100.

46. Ozdemir R, Bayrakci B, Teksam O. Envenenamento fatal em crianças: intoxicação aguda por colchicina e novas abordagens de tratamento. Clin Toxicol. outubro de 2011;49(8):739-43.

47. Wasserscheid K, Backendorf A, Michna D, Mallmann R, Hoffmann B. Resultado a longo prazo após intoxicação suicida por colchicina em uma menina de 14 anos: relato de caso e revisão da literatura. Pediatr Emerg Care. Jan 2013;29(1):89-92.

48. Kilic SC, Alaygut D, Unal E, Koç E, Patiroglu T. Intoxicação aguda por colchicina complicada com hematopoiese extramedular devido a filgrastim em uma criança. J Pediatr Hematol Oncol. outubro de 2014; 36 (7): e460-2.

49. Malbora B, Polat E, Akyuz SG. Linfohistiocitose hemofagocítica e anomalia de Pelger-Huët associada à intoxicação por colchicina. Hematol Rep. 19 de junho de 2014;6(2):5356.

50 Kintz P, Jamey C, Martrille L, Raul JS. Colchicina e intoxicação pediátrica: sobre uma morte acidental e revisão da literatura. Toxicol Anal Clin. março de 2016;28(1):79-84.

51. Kisaarslan AP, Yel S, Yilmaz K, Akyildiz BN, Düşünsel R, Gündüz Z, et al. Intoxicação por colchicina em crianças: quatro relatos de casos. Arch Rheumatol. 2015;30(1):067-70.

52. Polat E, Tuygun N, Akca H, Karacan CD. Avaliação dos casos de envenenamento por colchicina em uma unidade de terapia intensiva pediátrica: estudo de cinco anos. J Emerg Med. abril de 2017;52(4):499-503.

53. Pérez Marín M, Prod'hom S, de Villiers SF, Ferry T, Amiet V, Natterer J, et al. Relato de caso: Análise toxicocinética da colchicina em uma criança envenenada que requer suporte de vida extracorpórea. Front Pediatr. 7 de abril de 2021;9:658347.

54. Zawahir S, Gawarammana I, Dargan PI, Abdulghni M, Dawson AH. O carvão ativado reduz significativamente a quantidade de colchicina libertada da *Gloriosa superba* em meios gástricos e intestinais simulados. Clin Toxicol. 14 de setembro de 2017;55(8):914-8.

55. Demirkol D, Karacabey BN, Aygun F. Tratamento de troca de plasma em um caso de intoxicação por colchicina. Ther Apher Dial. Feb 2015;19(1):95-7.

56. Kangin M, Talay MN, Tanriverdi Yilmaz S. Resumo P-106: PLASMAPHERESIS IN COLCHICINE POISONING. Pediatr Crit Care Med. junho de 2018;19:81.

57. Simons RJ, Kingma DW. Fatal colchicine toxicity. Am J Med. março de 1989;86(3):356-7.

58. Hood RL. Envenenamento por colchicina. J Emerg Med. março de 1994;12(2):171-7.

59. Eddleston M, Persson H. Acute Plant Poisoning and Antitoxin Antibodies: Antivenoms. J Toxicol Clin Toxicol. Jan 2003;41(3):309-15.

60.   Allard M, Soichot M, Bourgogne E, Jaffal K, Megarbane B, Labat L. Intoxicação por colchicina: importância das condições iniciais de gestão. Toxicol Anal Clin. maio de 2019;31(2):S80.

61.   Leighton JA, Bay MK, Maldonado AL, Johnson RF, Schenker S, Speeg KV. The effect of liver dysfunction on colchicine pharmacokinetics in the rat. Hepatology. Fev. 1990;11(2):210-5.

62.   Chappey ON, Niel E, Wautier JL, Hung PP, Dervichian M, Cattan D, et al. Colchicine disposition in human leukocytes after single and multiple oral administration. Clin Pharmacol Ther. outubro de 1993;54(4):360-7.

ÍNDICE

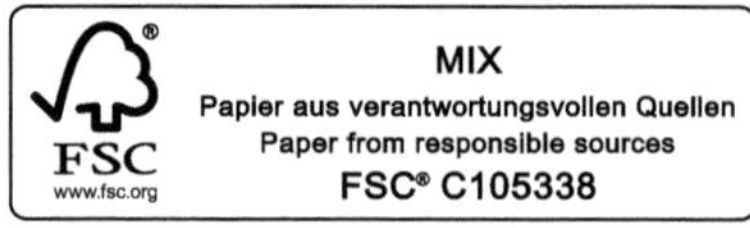

Printed by Books on Demand GmbH, Norderstedt / Germany